HYGIÈNE DE L'ENFANT

A L'ÉCOLE

PAR

le Docteur H. GOURICHON

MÉDECIN-INSPECTEUR DES ÉCOLES

(Rapport présenté à la *Société des Médecins-Inspecteurs des Écoles*, au nom d'une Commission composée de MM. Tolédano, Tourreil et H. Gourichon, rapporteur.)

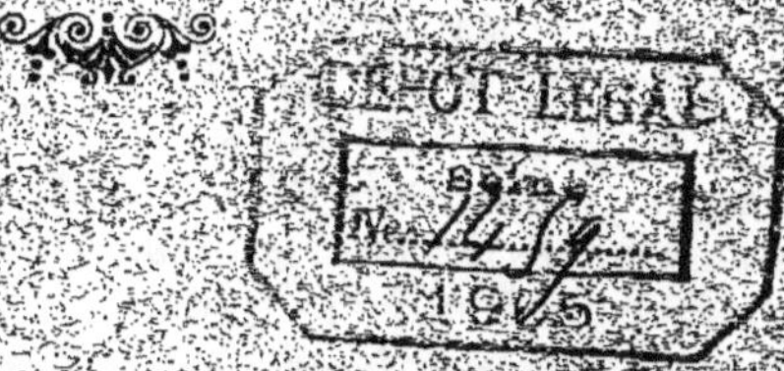

PARIS

IMPRIMERIE TYPOGRAPHIQUE JEAN GAINCHE

15, rue de Verneuil, 15

1905

HYGIÈNE DE L'ENFANT

A L'ÉCOLE

Le rôle du médecin-inspecteur des
écoles primaires, pour être efficace et
profitable à la nombreuse population qui
les fréquente (250 000 enfants environ
d'après le dernier recensement) (1) doit
être, avant tout, un rôle d'hygiène préventive, de puériculture. L'état sanitaire des collectivités dépend, en grande
partie, de l'hygiène individuelle, de son
observation stricte. A ce titre, on ne
saurait donner trop d'autorité au médecin, qui a pour mission de développer,
de perfectionner physiologiquement ces
organismes neufs, en voie d'évolution,
susceptibles de toutes les contagions, de
préparer en eux un terrain de défense
contre toutes les maladies transmissibles,
et en particulier la tuberculose, de pro-
téger les malingres, les prédisposés, en
les plaçant dans les meilleures conditions
de résistance.

Il doit diriger la culture physique
comme l'inspecteur primaire dirige la

____

(1) Pour les écoles publiques de la Ville de Paris.

culture intellectuelle; c'est le corollaire du *mens sana in corpore sano*. La tâche en est plus ardue, la réalisation plus difficile; les préjugés, l'insouciance et la mauvaise volonté des parents, quelquefois même l'indifférence de ceux qui devraient être nos collaborateurs, et surtout l'absence de sanctions, sont autant d'obstacles qui paralysent les meilleures volontés.

Un règlement administratif a été élaboré par une Commission spéciale, en octobre 1894; il porte principalement sur les mesures à prendre en présence d'une maladie contagieuse, mais il est très bref sur les mesures d'hygiène individuelle et ne comporte aucune sanction.

L'article 6, le seul qui nous intéresse spécialement, est ainsi conçu:

Les enfants doivent se présenter à l'école dans un état de propreté convenable. La visite de propreté sera faite par l'instituteur avant l'entrée en classe. Les élèves qui ne se présenteraient pas en état de propreté pourront être renvoyés à leurs familles. Avis en sera donné à celles-ci par le directeur. Chaque enfant doit se laver les mains avant la rentrée en classe après chaque récréation. Un bain de propreté (bain ordinaire, bain douche ou bain en eau courante) est, autant que possible, pris hebdomadairement par chaque enfant, sauf avis contraire du médecin inspecteur.

Les termes en sont vagues et permettent des interprétations bien différentes de la part de ceux qui sont chargés de l'appliquer et de ceux qui doivent le subir. Nous allons en avoir la preuve en passant en revue rapidement les grands facteurs de l'hygiène individuelle.

La propreté, cette colonne fondamentale de la santé, comme l'appelait Hufeland, comprend les soins à apporter à la peau, à la chevelure. Conformément au règlement, l'instituteur fait la visite de propreté au commencement de chaque classe. Si l'enfant est malpropre, il est conduit au lavabo séance tenante, et procédé à sa toilette ou reconduit dans sa famille. Malgré toutes nos observations et ces mesures d'urgence pour ainsi dire, il n'est pas rare de rencontrer, surtout dans les arrondissements périphériques, des enfants aux vêtements souillés, déchirés, à la figure et aux mains noires de saletés, aux cheveux en broussaille parsemés de lentes et de pédiculi, ce dont les parents négligents se soucient fort peu. La misère ne peut être acceptée comme excuse et, au nom de l'intérêt général, la propreté doit être exigée de tous. Le médecin est complètement désarmé devant de pareils cas ; il n'ose la plupart du temps imposer l'éloignement de l'enfant, qui ira vagabonder dans les rues pendant des semaines pour le plus grand dommage de son instruction, ou qui changera d'école sans autre formalité qu'une nouvelle demande d'inscription à

la mairie. Ce que nous citons à propos de
la malpropreté du corps, nous le répéterons
pour les soins de la chevelure, surtout
pour les filles, les garçons se décidant
assez facilement à porter les cheveux ras.
Il serait désirable, pour remédier à cette
situation, d'installer des lavabos dans
toutes les écoles et même des bains dou-
ches, comme cela existe en Allemagne.
Mais en attendant cette organisation coû-
teuse, et à *échéance éloignée*, nous estimons
qu'il est nécessaire d'éduquer les parents
et les enfants, de leur montrer le besoin
impérieux de la propreté, les conséquences pathologiques de la négligence des
soins du corps, par des devoirs faits en
classe et dans la famille, par des cause-
ries des maîtres, par des brochures dis-
tribuées *larga manu*. Le médecin-inspecteur, de son côté, pourrait délivrer
aux enfants nécessiteux, signalés lors de
ses visites, des bons de bains qui seraient
pris gratuitement, soit dans les dispensaires d'arrondissements, soit dans les
piscines municipales, où sont réservés
des jours et des heures pour les enfants
des écoles.

Nous tenons à vous signaler une organisation qui a donné également de bons
résultats dans un de nos arrondissements.
Les enfants indigents peuvent, sur pré-
sentation d'un bon qui leur est délivré,
soit par le directeur, soit par le médecin,
recevoir un nettoyage de tête ou subir une

coupe de cheveux chez un coiffeur déter-
miné,qui touche pour ce travail une allo-
cation de la Caisse des Ecoles.

Nous pensons que le contrôle et le conseil
du médecin-inspecteur doivent encore
s'exercer, dans l'intérêt même des enfants, sur le mode d'organisation et de
fonctionnement de la gymnastique et des
cantines scolaires.

L'action est directe et peut être effec-
tive, puisque la famille n'a, en aucune
façon, à intervenir dans l'application des
règlements administratifs dans l'école,
mais encore faut-il que ceux-ci nous con-
fèrent des pouvoirs que nous n'avons pas
pour le moment. Au même titre que le délé-
gué cantonal, que le membre désigné par
la Caisse des écoles, le médecin-inspecteur devrait avoir dans ses attributions,
de par le règlement, la surveillance des
cantines.

La gymnastique a lieu pour tous les
enfants des écoles primaires indistinc-
tement (sauf contre indications spéciales),
pendant une demi-heure chaque jour
pour les cours élémentaires, et pendant
une demi-heure, deux fois par semaine,
pour les cours moyens et supérieurs. Les
leçons sont faites par les maîtres habi-
tuels et, deux fois par semaine, par un
professeur spécial, suivant un program-
me établi en 1891. C'est la gymnastique
éducative pour les enfants normaux et
bien conformés, composée d'exercices
rationnels, sans appareils.

Les enfants atteints de déviations ou de malformations ne peuvent profiter de ces leçons en commun; ils sont, en petit nombre, dirigés sur le seul gymnase subventionné par la Ville, qui existe à Paris (rue d'Allemagne), où ils exécutent, sous la direction d'un professeur, des mouvements de gymnastique corrective, orthopédique, et où ils sont examinés, chaque mois, par un médecin.

Nous devons convenir que, à ce point de vue, nous sommes inférieurs à l'organisation qui existe à l'étranger et notamment en Suisse, en Suède, en Allemagne, en Angleterre. Pour nous en rapprocher davantage, nous conseillerons que les séances de gymnastique soient en dehors des heures de classe, plus fréquentes, plus prolongées, dirigées toutes par des professeurs de gymnastique, avec un costume approprié, au grand air ou dans un préau, suivant les saisons. Enfin les enfants, malheureusement assez nombreux (25 %), surtout dans les écoles de jeunes filles, qui ont besoin de cet agent thérapeutique, pourraient être groupés suivant leurs lésions (cyphose, lordose, scoliose) et assister à des exercices orthopédiques deux ou trois fois par semaine dans une école déterminée de chaque arrondissement.

Pour être logiques, il nous faut traiter les causes mêmes de ces déformations, de ces attitudes vicieuses qui sont provo-

quées par un mobilier défectueux, une
mauvaise méthode d'écriture, un mode
d'éclairage mal compris, des troubles de
la vision, etc. La table sera toujours en
rapport avec la taille de l'enfant, les li-
vres bien imprimés, l'écolier aura une
écriture droite sur le papier droit, le
corps en bonne position, les yeux à trente
centimètres du papier. Ces questions se-
ront longuement étudiées d'autre part.
Notons encore l'importance des jeux, des
sports, qui ont acquis depuis ces derniè-
res années une vogue méritée.

Depuis 1881, les cantines scolaires sub-
ventionnées par les Caisses des écoles et
le Conseil municipal, permettent à l'écolier de prendre le repas de midi à l'école,
moyennant une faible rétribution suivant
les arrondissements, ou gratuitement s'il
est indigent. Il apporte le pain, la boisson, quelquefois un dessert pour compléter le menu, composé de soupe, d'un plat
de viande et d'un plat de légumes. Ce
menu doit être approprié aux fonctions
digestives de l'enfant et établi avec d'autant plus de soin que les parents n'ont
que trop de tendance à donner une ali-
mentation défectueuse par ignorance ou
par pauvreté. Il sera différent pour l'é-
cole maternelle et l'école primaire, varié
suivant les ressources locales et saison-
nières, composé de préférence d'œufs, de
rôtis, de féculents en purée, de légumes
verts cuits, de pâtes, en place de sau-

cisses, des ragoûts de bœuf ou de mouton, etc. Le repas sera pris dans une salle spéciale et non dans le préau, comme cela se passe actuellement, où ont lieu la gymnastique, la formation des rangs, etc., etc., qui répandent dans l'air des nuages de poussières, et qui souillent les assiettes et les gobelets, malgré toutes les précautions. Le balayage humide sera pratiqué avant et après le repas.

Certains arrondissements, soucieux de cette hygiène spéciale, apportent toutes les améliorations possibles, distribuant même, avant le repas, des médicaments aux enfants désignés par le médecin; d'autres, au contraire, semblent ne pas y attacher l'intérêt qu'elle mérite. Nous sommes d'avis que la Ville de Paris, qui donne un million par an pour les cantines scolaires, pourrait améliorer l'état de choses actuel, arriver à une plus grande uniformité dans le fonctionnement, et exiger l'observation de règles hygiéniques bien établies par les données scientifiques. Les Caisses des écoles, quel que soit le mode de gestion adopté (régie directe qui nous semble préférable, ou régie à forfait) ont encore une initiative et une autonomie suffisantes, une responsabilité entière dans la quantité et la qualité des aliments, pour suffire à leur tâche et mériter nos éloges.

La boisson de l'école est une infusion, une décoction ou de l'eau bouillie à défaut d'eau de source; celle apportée par les enfants est rarement du lait, assez souvent de l'eau rougie, quelquefois du vin pur de qualité douteuse, mais la quantité est toujours largement suffisante. Le règlement prescrit une visite de la part du directeur qui s'en acquitte d'une façon satisfaisante.

L'article 13 du règlement de 1884, rappelé par les circulaires préfectorales, porte qu'une fois par mois, au moins, le médecin inspecteur, pendant sa visite dans l'établissement, devra procéder à un examen attentif et individuel des enfants au point de vue des dents, des yeux, des oreilles et de l'état général de la santé.

Un bulletin certifié par lui et destiné à la famille (form. n° 4) sera remis à chaque enfant qui serait reconnu présenter une affection de la bouche, des yeux ou des oreilles ou dont l'état général nécessiterait une surveillance ou des soins particuliers.

La plupart des médecins-inspecteurs ont procédé à cet examen avec le plus grand soin. Point n'est besoin, pour cette besogne, de spécialistes; la question des soins à donner n'est pas en jeu, elle regarde le médecin de la famille et le diagnostic des affections infantiles n'est pas différent à l'école et dans la clientèle de ville. Otorrhée, carie dentaire, myopie, hypermétropie, scrofule, arthritisme, rhinite, ozène, végétations adénoïdes, dé-

viations de la colonne vertébrale, etc.
sont des affections courantes que nous ne
cessons de signaler aux parents conformément aux instructions reçues, en leur
faisant parvenir un bulletin d'avertisse-
ment. Nous devons ajouter que celui-ci
reste le plus souvent, sinon toujours,
lettre morte et provoque de temps à autre des réponses ou des visites qui ne sont
pas toujours empreintes de correction et
accompagnées de bonnes raisons. Cette
négligence et cette mauvaise volonté de
la part des parents ne sauraient être ap-
prouvées quand certains dispensaires
d'arrondissements donnent gratuitement
aux nécessiteux consultations de méde-
cine générale, soins de la chevelure, de
la bouche, et médicaments.

Pendant le séjour à l'école, nous remé-
dions, dans la mesure du possible, aux
différents troubles observés; ainsi, les
enfants à faible acuité visuelle ou audi-
tive sont placés, sur nos indications, sur
les bancs les plus rapprochés de la table
du maître.

Pour compléter cette tâche si complexe
de l'hygiène préventive individuelle, la
fiche sanitaire dont il est question depuis treize ans prend, de plus en plus, une
grande importance. Son institution a été
officiellement décidée par M. Chaumié,
ministre de l'instruction publique (1);

______

(1) Voir le compte-rendu du premier Congrès d'hygiène scolaire, p. 25.

sa mise en pratique dans tous les établissements scolaires n'est qu'une question de temps. M. le professeur Grancher a magistralement exposé les raisons
d'ordre social et humanitaire qui com-
mandent la création de ce *curriculum
vitæ*, comme moyen de préservation contre
la tuberculose. Ce dossier pourrait être,
de plus, un document d'un grand intérêt
pour le médecin militaire chargé d'appliquer, en ce qui le concerne, la nouvelle loi de deux ans. Il constituerait une
observation fidèle, technique, de la con-
stitution d'un sujet, de son développe-
ment physiologique pendant sa vie scolaire, des incidents pathologiques éprou-
vés, des mesures prophylactiques néces-
saires. Le rôle du médecin devient un
rôle social, dans toute l'acception du mot.

Des vœux favorables à la création de
cette fiche sanitaire individuelle ont été
émis et adoptés dans un Congrès récent,
malgré les objections présentées, telles
que les difficultés d'obtenir des familles
des renseignements, les difficultés d'ob-
server dans toute sa rigueur le secret
professionnel, la perte d'un temps considérable pour l'enseignement, etc.

Nous rappellerons seulement, à propos
de la confection du dossier, les paroles
que prononçait notre distingué confrère,
le Dr Le Gendre, au Congrès d'hygiène
scolaire et de pédagogie physiologique
de 1903 :

« La plus grosse objection, dit-il, serait la
peine du médecin, qui devra être naturelle-
ment rémunéré en proportion. Avec un outillage convenable, en une demi-heure, l'examen
physique peut être fait ; les renseignements
ont pu être recueillis à un autre moment.
Avec l'assistance d'un médecin-adjoint, dans
les grands établissements, on pourra établir
six fiches dans une matinée, 300 dans un
mois. »

Pour nous, médecins-inspecteurs des
écoles primaires communales, nous estimons que l'évaluation du temps doit
être différente (vingt minutes par fiche), et nous établissons de la façon
suivante notre calcul, dont nous croyons
inutile de souligner le résultat. Les enfant n'ayant en moyenne que vingt-deux
jours de classe par mois, non compris
les jours de fête, et 6 heures de classe
par jour, il faudrait à un médecin, qui
compte 1200 enfants dans sa circonscrip-
tion (et la plupart en ont 1500), trois
mois et un jour d'un travail ininter-
rompu de six heures, pour le seul établissement des fiches sanitaires.

Quoi qu'il en soit, voici comment nous
comprenons ce livret sanitaire. Il pourrait être établi à l'école maternelle ou à
l'école primaire (si l'enfant y entre direc-
tement), d'après l'examen individuel de
chaque enfant dévêtu, dans le cabinet du
directeur et en sa présence, et celle des
parents prévenus qui pourraient, d'eux-

mêmes ou sur les indications de leur médecin, apporter les renseignements sur
les antécédents.

On a même proposé de faire dresser
par le médecin traitant ce dossier, qui
serait remis par la famille au directeur
de l'école, au même titre que le certificat
de vaccination qui est exigé parmi les
formalités de l'inscription à la mairie.
La besogne serait considérablement allé-
gée, et le médecin-inspecteur n'aurait qu'à
le compléter et à le tenir au courant pendant le séjour de l'enfant dans les établissements scolaires.

Le poids, la taille, le périmètre thoracique seraient notés ainsi que les consta-
tations fournies par l'examen physique,
l'état des fonctions (yeux, nez, oreilles,
bouche, cuir chevelu, peau, cœur et pou-
mons), les lésions constatées, les infirmi-
tés ou maladies chroniques.

M. le D^r Le Gendre complète l'examen
par l'usage des rayons X au besoin, la
notation de la pression artérielle, la di-
mension du foie, l'analyse des urines, le
clapotage gastrique, etc. Ces renseignements complémentaires ne sauraient
exister que pour les écoles secondaires,
munies d'un outillage indispensable et
disposant d'un personnel adjoint suffisant.
Le médecin-inspecteur des écoles primaires ne pourrait assumer une sembla-
ble tâche, malgré tout l'intérêt que pré-
sentent ces recherches, étant donné qu'il

s'agit d'externats et d'enfants dont la surveillance lui échappe la plus grande partie du temps.

Le dossier ferait mention des absences pour maladies, du résultat des revaccinations. Ainsi constitué, il serait tenu au courant, grâce à un examen plus rapide pratiqué une fois par an, au commencement de l'année scolaire. De cette façon, le médecin pourrait se rendre compte des modifications physiologiques survenues, conseiller utilement les familles, désigner les enfants pour les colonies scolaires, les exempter de tels exercices physiques, etc. Enfin, par un traitement approprié des enfants suspects ou menacés de tuberculose (telle la distribution de médicaments, la suralimentation par la poudre de viande pour ceux qui prennent le repas de midi à l'école) il serait possible d'obtenir, suivant l'expression de M. Grancher, un maximum de résultats pour un minimum de dépenses.

Conservé sous clef à l'école, ce dossier serait transmis sous pli fermé au médecin-inspecteur, en cas de changement d'école ou d'arrondissement, ou serait remis, en fin d'études ou en cas de décès, à la famille, également sous pli fermé par le directeur.

Cet examen nous permettrait de découvrir les anormaux physiques, intellectuels et moraux. Nous ne voulons pas entrer dans l'étude des conséquences qui en résulte-

raient; nous vous rappelons qu'une commission a été récemment instituée par le
ministère de l'Instruction publique à l'ef-
fet d'étudier les conditions dans lesquel-
les les prescriptions de la loi de mars
1882 sur l'obligation de l'enseignement
primaire pourraient être appliquées aux
enfants anormaux des deux sexes et nous
regretterons que cette commission ne
compte pas parmi ses membres des médecins-inspecteurs des écoles primaires
de Paris.

Comme conclusions de cet exposé, nous
sommes d'avis qu'il y a lieu de prendre
les mesures suivantes :

1º Augmenter l'autorité du médecin-inspecteur, à l'égal de l'inspecteur primaire, en
l'armant de sanctions et en l'admettant de
droit dans les différentes commissions tou-
chant l'hygiène scolaire.

2º Unifier le mode d'organisation des cantines scolaires, en ce qui concerne les règles
de l'hygiène ;

3º Créer la fiche sanitaire individuelle (1) ;

---

(1) La *Revue de la tuberculose* publie dans son
dernier numéro les travaux de la « Commission permanente de préservation contre la
tuberculose. » A propos de la prophylaxie de
la tuberculose à l'école on peut lire les lignes
suivantes :

« 9º **Fiche ou carnet sanitaire.** — Dans les
écoles primaires et dans les établissements
secondaires, publics ou libres, chaque élève,
garçon ou fille, interne ou externe, aura obli-

4° Augmenter le traitement du médecin-inspecteur, en raison du travail considérable nécessité par l'établissement et l'entretien de cette fiche sanitaire.

---

gatoirement sa fiche sanitaire ou individuelle, portant indication trimestrielle de l'état de la dentition et du poids. Sur la même fiche sera consignée l'indication annuelle de la taille et le périmètre thoracique.

« Communication sera donnée aux familles de ces indications.

« Le secret médical s'appliquera dans ces circonstances. »

De même la commission demande « un projet de loi organisant d'une façon régulière l'inspection médicale des écoles publiques et privées de tous les degrés et prévoyant des sanctions à cette inspection. »

1er mars 1905

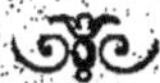

MODÈLE DE FICHE

Nom

Prénoms

Né à le

Demeurant

VILLE DE PARIS (arrondissement)

FICHE SANITAIRE

NOTA. — Cette fiche ne doit, *sous aucun prétexte*, être confiée à une personne autre que le Médecin-Inspecteur de l'Ecole. Elle sera remise, sous pli fermé, à la famille lorsque l'enfant ne fréquentera plus l'école.

Ecole maternelle, rue

Ecole primaire communale de garçons (ou filles), rue

Docteur Médecin-Inspecteur

Antécédents : ....

....

....

....

....

Vacciné avec (ou sans) succès le ....

Dates	Revaccinations	
	Avec succès	Sans succès

Maladies survenues dans le cours de la période scolaire

....

....

....

....

Etat général	Déformations		Maladies chroniques
	Congénitales	Acquises	

Dates des constatations	Âge	Taille	Poids	Indice thoracique D G	Consti-tution	Etat général de nutrition

Examen des yeux	Nez	Oreilles	Bouche gorge	Peau cuir chevelu

ÉTAT PHYSIOLOGIQUE

POUMONS	D	G
Inspection............		
Palpation.............		
Percussion...........		
Inspiration..........		
Expiration...........		
	Sain Malade Suspect	Sain Malade Suspect

CŒUR	Lésion orificielle :

Mesures prises ou à prendre :...

....

PARIS

Imprimerie Typographique Jean Gainche

Téléphone 724 73